자기(Self) 2

# 자기(Self) 2

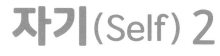

김혜정 지음

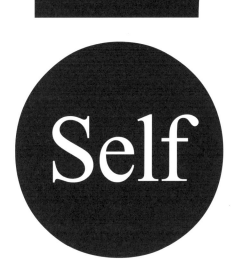

Self

암과의 여정

안티쿠스
ANTIQUUS

# 기획 배경

저자는 약 10년간 갑상선, 임파선, 유방암을 경험하였고, 글을 쓰는 지금도 항암약을 복용 중이며 방사선 치료를 병행하고 있습니다.

어린 시절부터 병원을 자주 다녔던 기억도 있고, 몸 여기저기 아직 지워지지 않은 수술자국도 있습니다. 물론 이런 경험들로 암癌이 주는 고통을 모두 안다고 할 수는 없지만, 암을 가지고 살아가는 삶의 무거움은 오래전에 시작되었음을 알 수 있습니다.

암을 겪으며 혼자만의 고통이 아니라는 것도, 공감과 위로 그리고 정서적 치유가 필요한 것도 또한 대부분의 환자들이 겪는 비슷한 감정이라는 것을 알게 되면서 '나를 이대로 두어도 되나?'라는 물음에 스스로 나를 위로하고 공감하고 격려하기로 했습니다.

"무엇이", "어떻게", "어떠한" 위로가 필요한지 내가 가장 잘 알 수 있기에 타인이 아닌 스스로 나를 공감하고 위로하는 것이 필요했고, 그것은 가장 좋은 치유가 되었습니다.

저자는 『자기(Self) 2』 암과의 여정을 통해서 나의 치유와 암에 대한 보다 긍정적인 관점을 가지는데 도움이 되기를 소망합니다.

## 미술치료, 심리치료에서의 만다라

　미술치료에서의 만다라는 분석심리학자 칼 융(Carl Gustav. Jung, 1875~1961)의 개념으로 심리치료의 한 기법을 의미합니다. 융은 불교, 도교 등의 동양 종교, 연금술, 중세 그리스도교의 예수, 십자가, 원시 문화의 문양 등에서 공통적으로 중심을 둘러싸고 있으며 순환하는 원 혹은 정사각형 형태를 발견합니다.

　융은 이러한 그림들이 무의식의 의식화 과정을 통해 형성된 통합적 인격을 상징하는 것으로 보았고 이를 '만다라(Mandala)'라고 불렀습니다. 융 자신도 이러한 만다라를 그리면서 내적 균형을 잡아갔으며, 이것을 의식과 무의식의 통합과정으로 진정한 자신을 찾아가는 중요한 과정으로 보았습니다.

　융의 만다라 기법은 현대로 이어지면서 미술치료, 모래놀이, 수행 및 정신적 안정, 산만한 아이들의 집중력을 높이기 위한 교육적 접근 등 다양한 방면에서 연구되어 활용되고 있습니다. 오늘날 현대인들이 일상에서 만다라 명상에 잠기거나 만다라를 그리는 체험을 통해 잃어버린 자아를 찾고, 내적 풍요로움을 찾아 건강하고 평화로운 삶의 영위를 위한 방법으로 사용되고 있습니다.

　미술치료에서 만다라 작업은 내면으로의 회기 및 만남을 통해 본질적 자기를 찾아가는 탐색 과정이며 자기(Self)의 무의식과 의식의 통합으로 자아 실현의 과정 또는 이러한 것들을 충족시키는데 있습니다.

# 들어가는 글

당신이 이 책을 읽고 있다면 당신은 바늘구멍 만큼이라도 마음의 여유를 가진 사람임에 틀림없습니다.

『자기(Self) 2』(암과의 여정)는 그 틈새를 조금씩, 조금씩 넓혀 갈 것입니다. 물론 자기(Self)와 함께하는 여행으로 당신의 감정이 때때로 요동칠 수 있습니다. 그것은 어쩌면 당신도 이미 맛보았을 부정, 분노, 타협, 우울, 수용을 경험했기에 당연한 것입니다. 이 5단계의 여행이 끝날 무렵이면 자기 마음의 성장을 스스로 보게 될 것이며 그것은 지금의 바늘구멍보다 큰 틈새임을 확신합니다.

『자기(Self) 2』의 여행은 다소 몸과 마음을 불편하게 할 수 있지만, 암을 경험하며 머리와 가슴에 꽂혔던 비수와 같은 말들…. 그 상처로 인해 떨어지는 자존감, 대인기피증, 우울감 등으로 스스로를 더 피폐하게 만들어가는 고통을 멈출 수 있습니다.

고통이 멈춘 자리에 당신의 빛과 휴식이 머무는 치유를 기원합니다.

# 차례

## 준비물

- 안전하고 편안한 공간

- 좋아하는 조용한, 가사 없는 음악 (예: 명상음악)

- 물감, 팔레트, 붓, 물통, 수건, 휴지 등

- 12색 이상 색연필

- 가위, 풀, 잡지책 1~2권

그 이외에도 자신이 즐겨 쓰거나, 좋아하거나, 편안하다고 느끼는 매체를 준비합니다.

# Hear and Now

지금, 여기에 당신이 있습니다.

조용하고 편안한 장소에서 몸과 마음을 열고, 천천히 심호흡 하세요.

'나'에게 집중하도록 노력합니다.

진정한 당신의 감정을 느껴보십시오.

.

.

.

'나' 자신과 마주할 준비가 되셨나요?


그렇다면 다음 장을 넘겨 주세요.

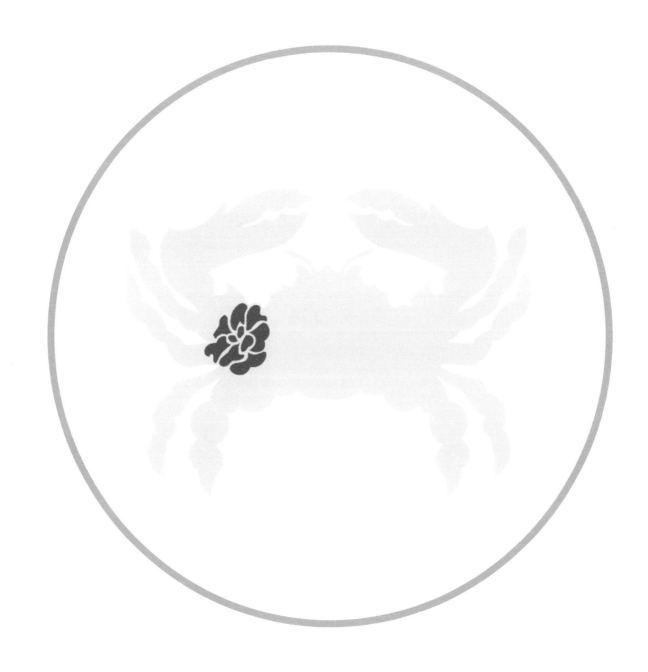

# 1. 부정

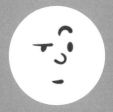

"당신은 암에 걸렸습니다"

"차트가 바뀐 거 아니예요?"

뭐라구요?

왜 하필 나야?

아니야, 오진일거야.

어떻게 나한테 이런 일이 생기지?


처음 그날의 감정을 떠올리며 오른쪽 도안을 채색하세요.

:


작업하면서 떠올랐던 생각들을 메모하세요.

---

---

---

---

---

1-1

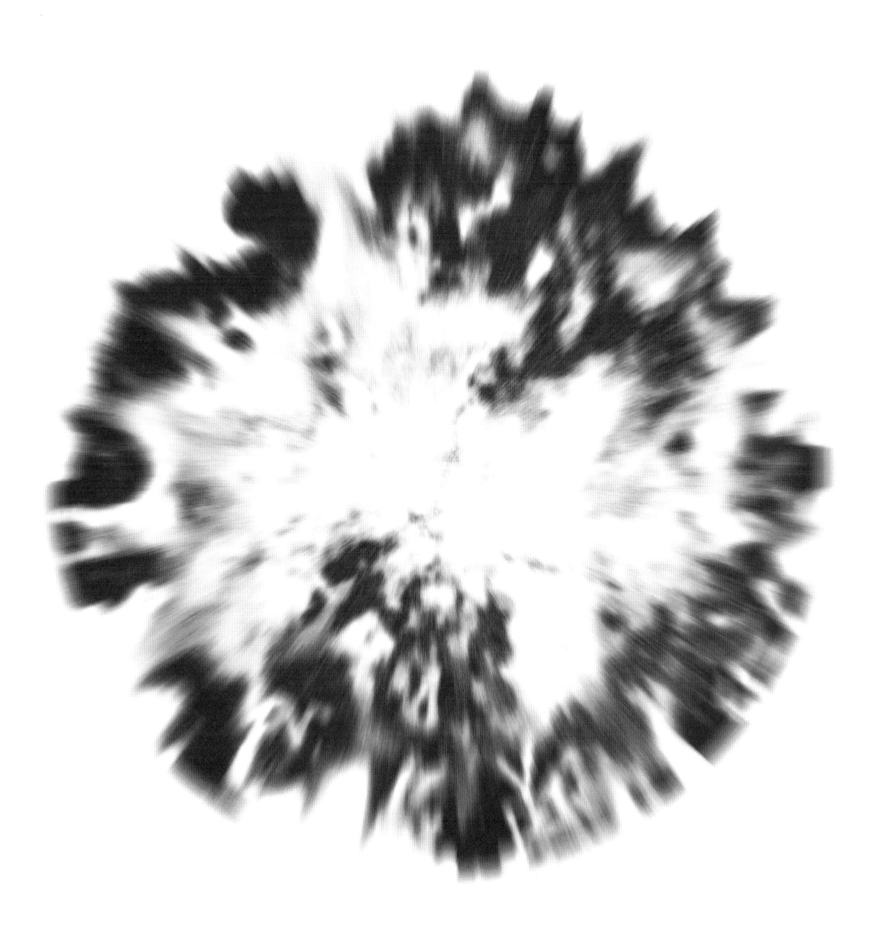

뭐지?

당혹감, 두려움, 공포와 불안…

복잡하고 다양한 감정들이 스쳐갑니다.


처음 그때의 감정을 떠올리며 오른쪽 도안을 채색하세요.

:


작업하면서 떠올랐던 생각들을 메모하세요.

_____

_____

_____

_____

_____

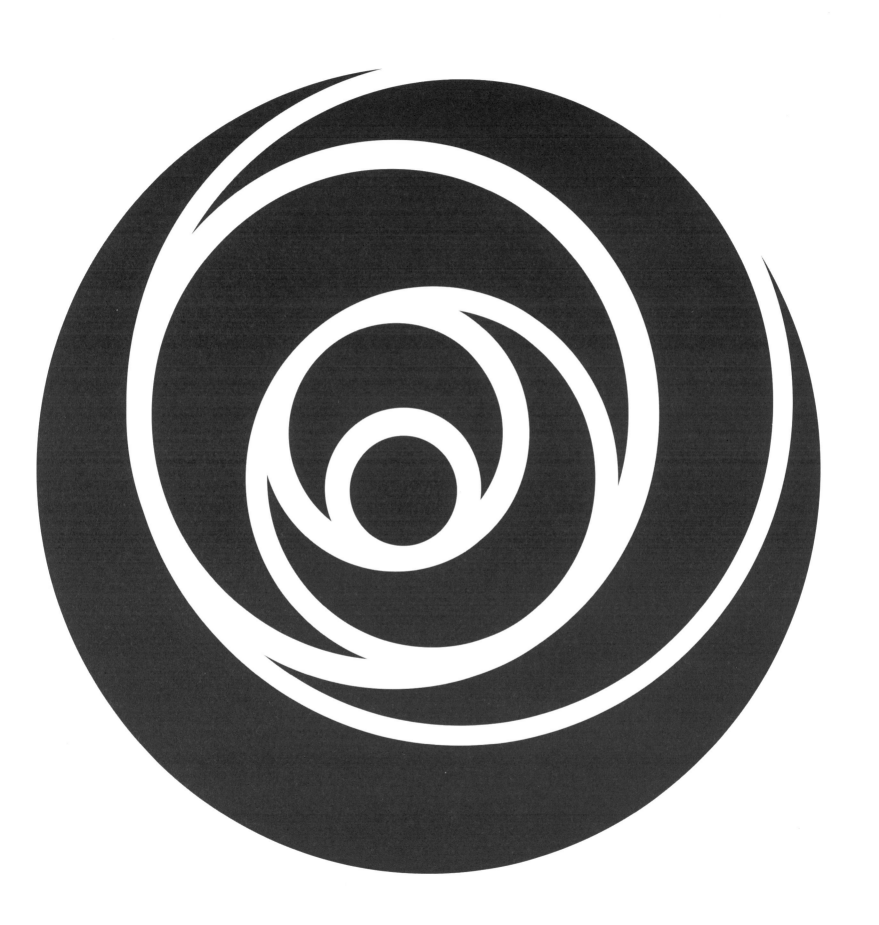

설마…
아닐 거야…
싫다, 정말 싫다.
이럴 수는 없어!


흐르는 감정을 따라가며 오른쪽 도안을 채색하세요.

:


작업하면서 떠올랐던 생각들을 메모하세요.

_____

_____

_____

_____

_____

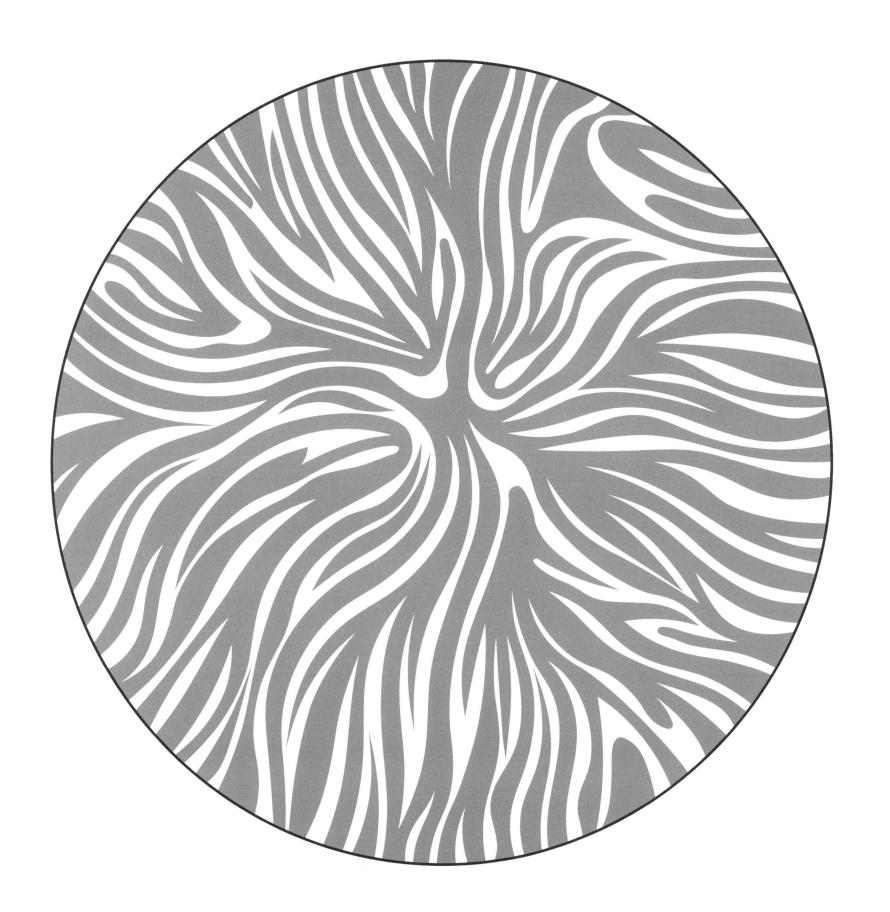

나만 아는 나의 생각들…

남들의 위로는 들리지 않아…

가족, 사랑하는 사람들…


오른쪽 원에

글, 낙서, 문양, 채색 등 무엇이든 표현해보세요.

:


작업하면서 떠올랐던 생각들을 메모하세요.

_____

_____

_____

_____

_____

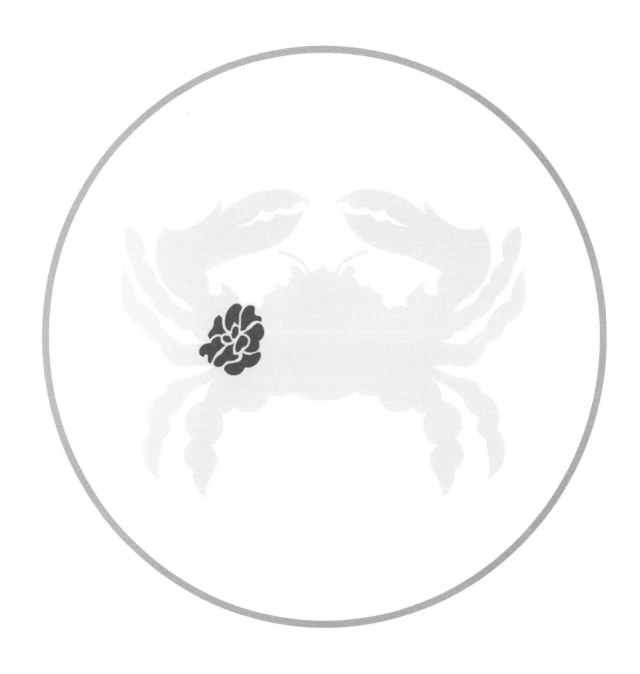

# 2. 분노

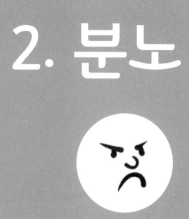

"복장(腹臟)이 터질 것 같다고"

어떻게 나에게 이런 일이 생기지?

하늘도 무심하지

이럴 순 없어!

내가 무슨 잘못을 했다고

내가 왜 이런 병에 걸려야 하지?


그때의 분노를 채색하세요.

:


작업하면서 떠올랐던 생각들을 메모하세요.

_____

_____

_____

_____

_____

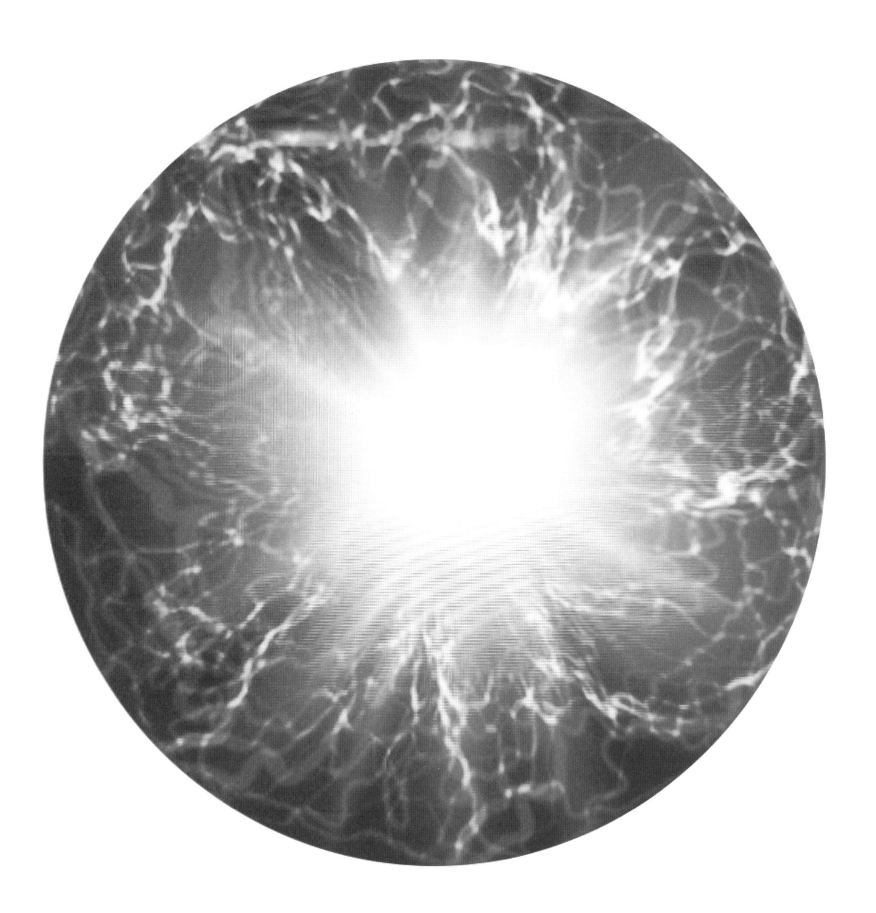

참지 말고,
소리지르거나
악을 쓰거나
울고 욕하고…


당신의 분노 감정을 마음껏 표현해 보세요.

색칠하거나 찢거나 오려도 됩니다.

:


작업하면서 떠올랐던 생각들을 메모하세요.

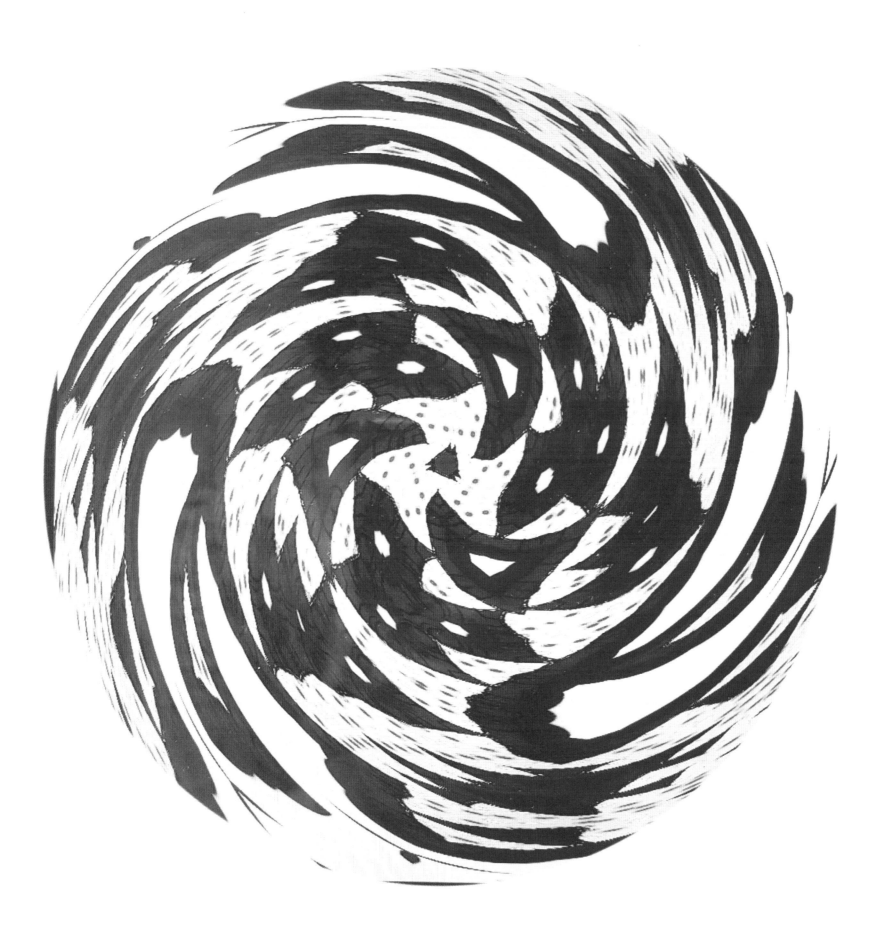

내 감정이 뭐냐고?
잘 모르겠다고…

알아.
그래도 표현해봐.
깨지고, 터지고, 긁히고, 아파도 괜찮아.

표현은
나를 위해, 가족을 위해 하는 거야.

채색하면서 떠올랐던 생각들을 메모하세요.

_____

_____

_____

_____

_____

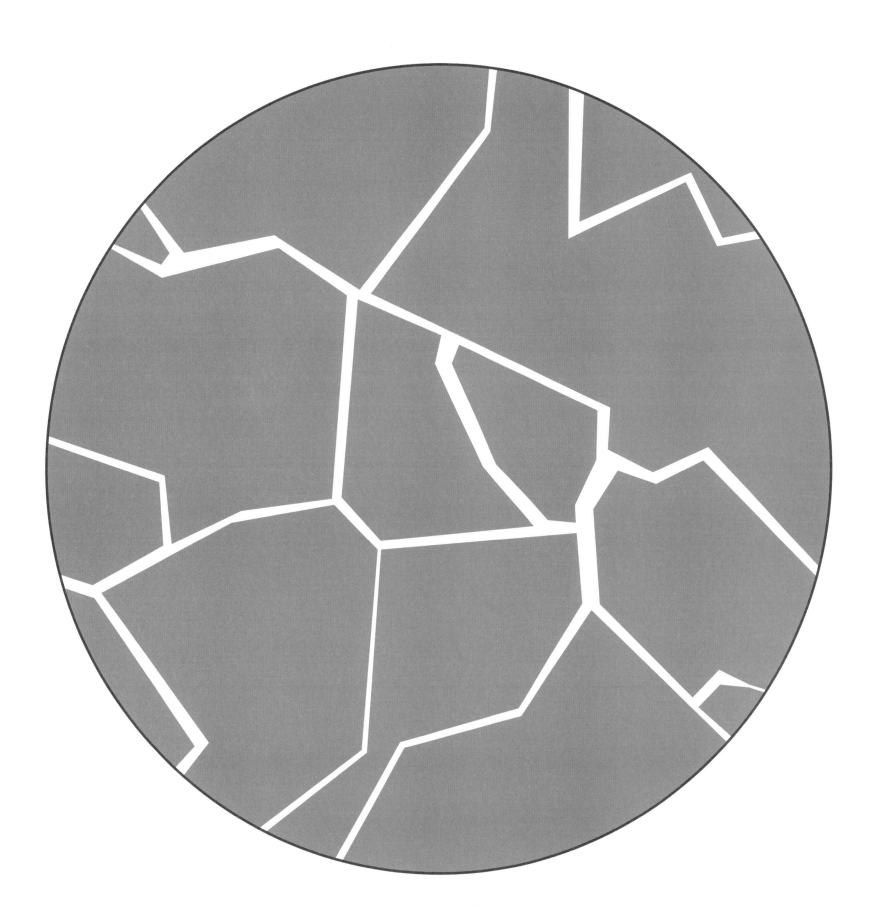

당신의 분노를 안전한 원 안에서
표현해 보세요.

표현은 해소가 되고
해소는 긍정적이고 즐거운 것입니다.


오른쪽 원에

글, 낙서, 문양, 채색 등 무엇이든 표현해 보세요.

:


작업하면서 떠올랐던 생각들을 메모하세요.

_____

_____

_____

_____

_____

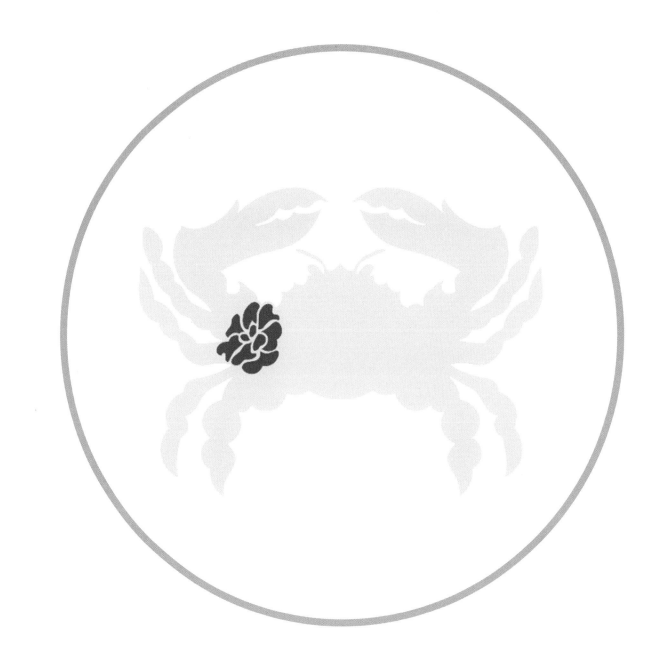

# 3. 타협

"울며 겨자 먹기라도"

여전히 실감나지 않는 암.

그럼, 어떻게 해야 하는데?
시키는 대로 하면 되는 거야?


내가 좋아질 수 있는 것을 떠올리며 채색하세요.

:


작업하면서 떠올랐던 생각들을 메모하세요.

_____

_____

_____

_____

_____

3-1

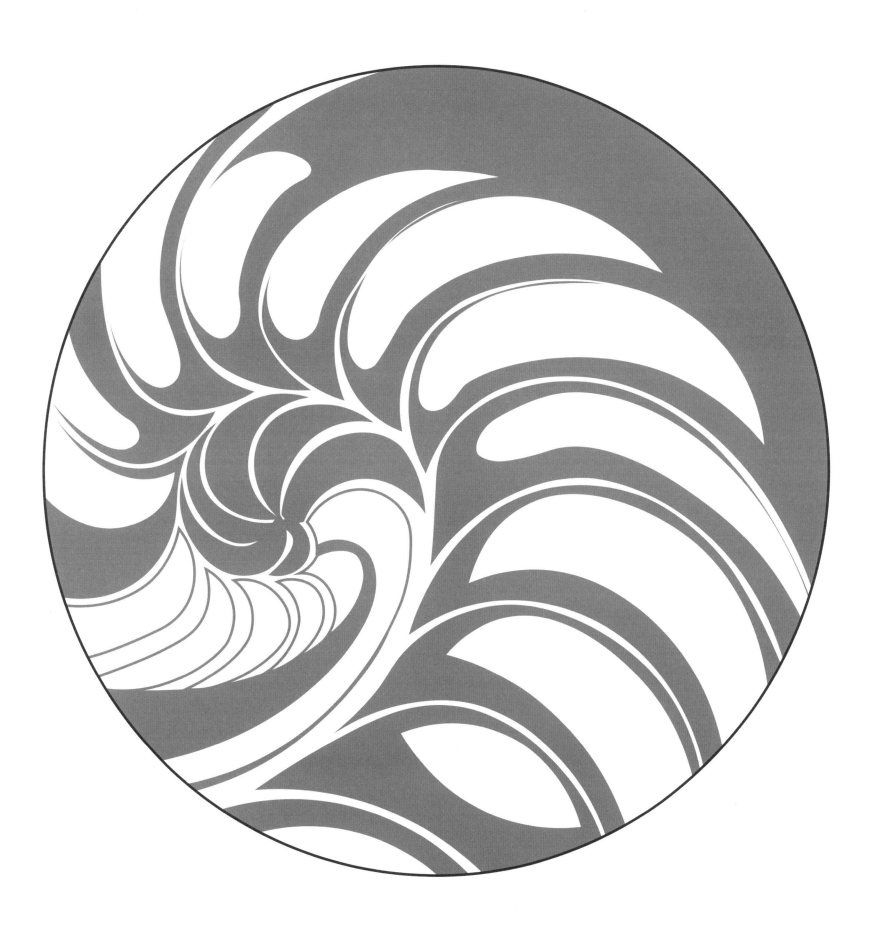

포기하지 말아요.

나는 어떤 말이 듣고 싶나요?
나는 어떤 도움을 받아야 할까요?


나를 돕는 것들을 떠올려보세요.

:


작업하면서 떠올랐던 생각들을 메모하세요.

_____

_____

_____

_____

_____

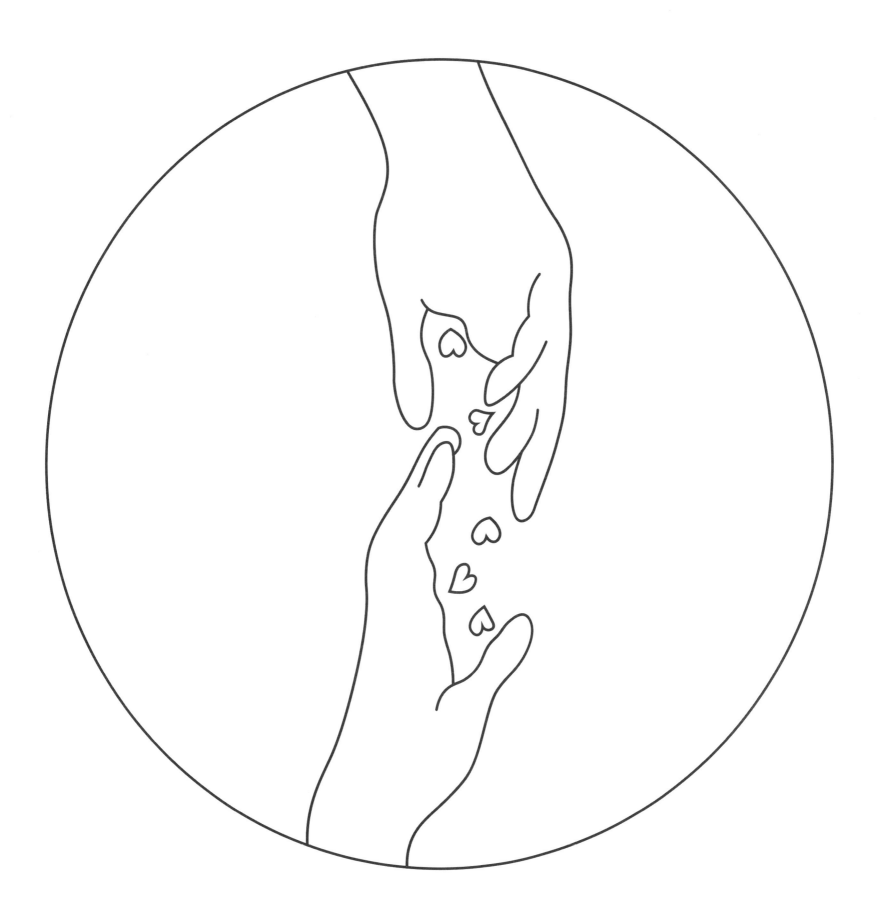

[네 잎 클로버]

네 잎 클로버는 저주에 걸리지 않게 몸을 보호해주는 강력한 힘을 가지고 있습니다.
네 잎은 각각 사랑, 희망, 행운, 믿음을 상징하고 행운을 가져다 준다고 합니다.

나의 요정은

나에게 어떤 행운을 줄까요?

요정의 선물을 떠올리며 표현해 보세요.

:

작업하면서 떠올랐던 생각들을 메모하세요.

_____

_____

_____

_____

_____

_____

"If you want?"

"내가 원하는 것은 무엇일까요?"

나에게 질문하며 작업해 보세요.

:

작업하면서 떠올랐던 생각들을 메모하세요.

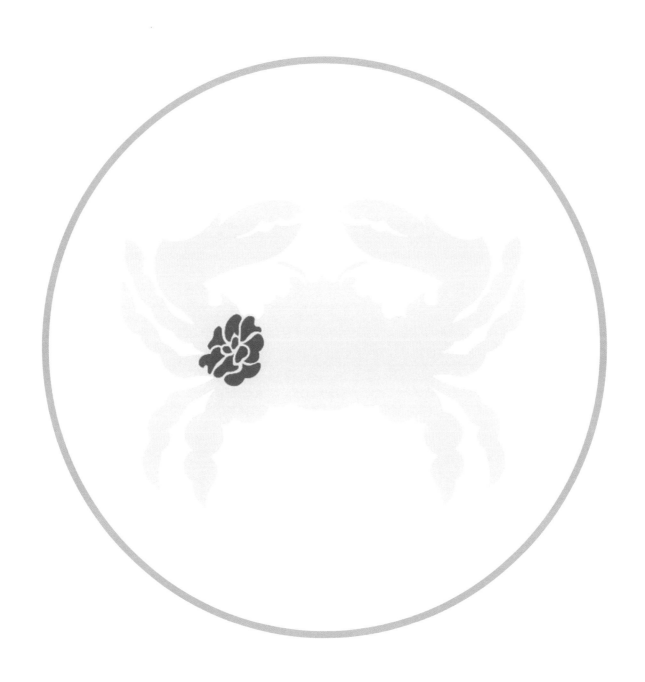

# 4. 우울

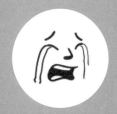

"난, 사실은 슬퍼"


"그래, 그건 너무나 정상적인 감정이야"

우울과 지침.

힘듦과 통증.

무력감, 시도 때도 없는 피로감.

이리저리 옮겨 다니며 괴롭히는 통증….


힘들 때는 울어도 괜찮아.



답답하고 힘든 마음을 표현해 보세요.

:




작업하면서 떠올랐던 생각들을 메모하세요.

_____

_____

_____

_____

_____

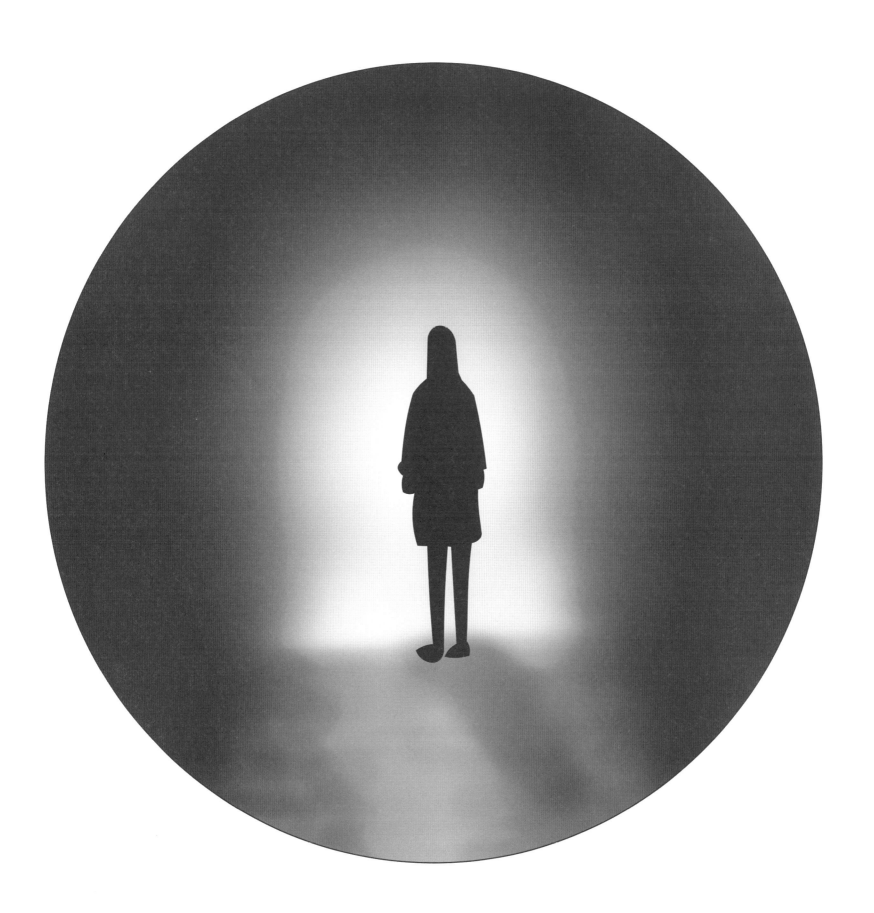

당신은 충격을 받았고
너무도 힘든 일을 겪었습니다.


아무도 해주지 못하는 위로와
누구도 해주지 못했던 공감을


내가 '나'에게 충분히 해주세요.

이럴 때

엄마는 나에게 어떤 말을 해 주실까?

따뜻한 엄마의 품에서 나는 어떤 말을 듣고 싶은 걸까?

작업하면서 떠올랐던 생각들을 메모하세요.

_____

_____

_____

_____

_____

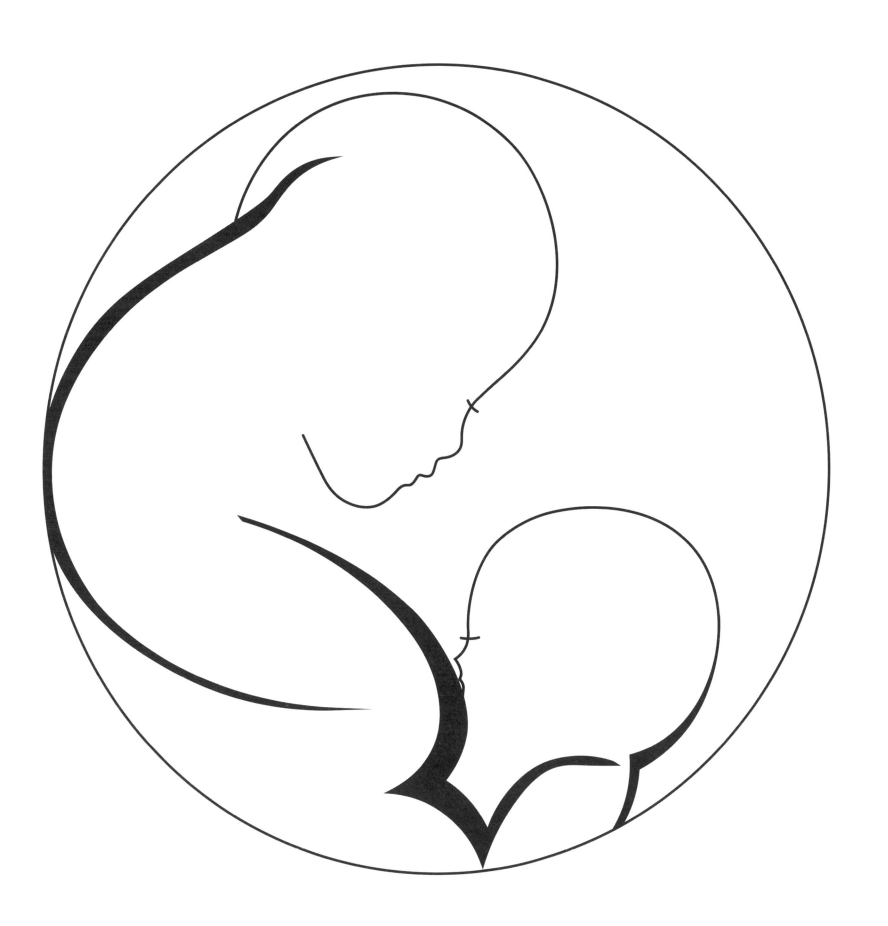

마음의 창을 활짝 열어보세요.


무엇이 보였으면 좋을까요?

떠오르는 것이 있나요?

:


작업하면서 떠올랐던 생각들을 메모하세요.

_____

_____

_____

_____

_____

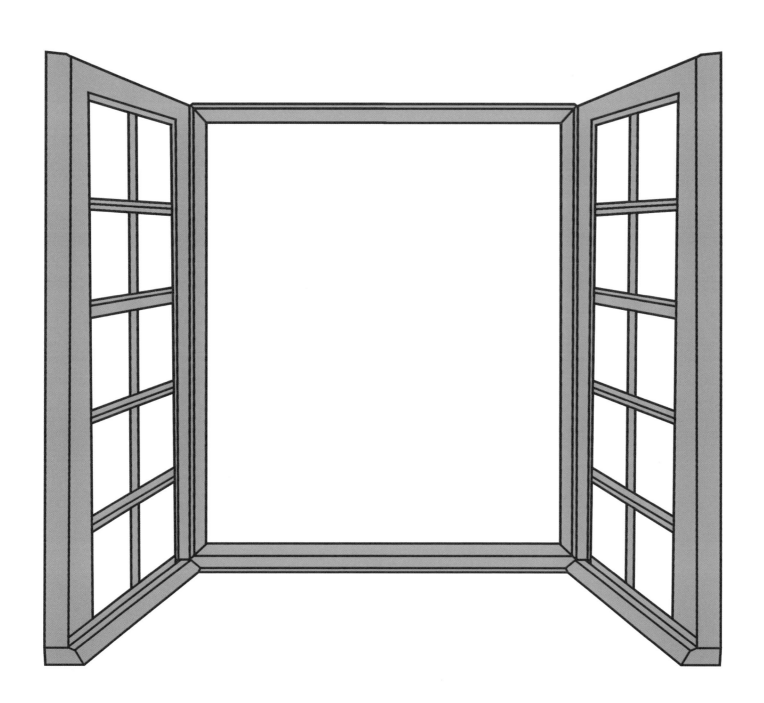

삶을 살아가는 방법에는 두 가지이다.

하나는 기적이 없는 것처럼 사는 것이고
하나는 모든 것이 기적인 듯이 사는 것이다.

당신은 어느 것을 선택하실래요?

작업하면서 떠올랐던 생각들을 메모하세요.

_____

_____

_____

_____

_____

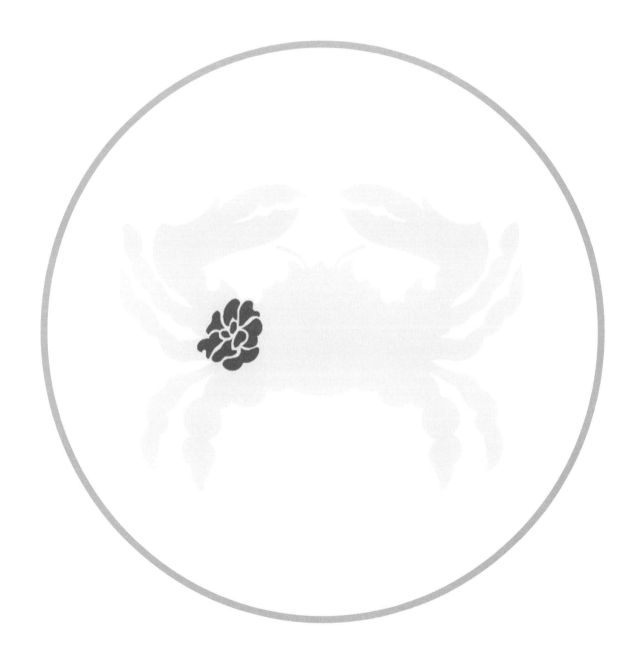

# 5. 수용

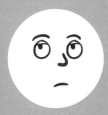

"나에게 해주고 싶은 말"

[오각형 별]

꼭짓점 5개를 가진 오각형 별은 부활, 새로운 아침, 아침의 별, 서양 마법, 천사나 생명의 근원이라고 하며, 새로운 아침을 선언하고 부정적인 기운을 쫓아내는 상징성을 가지고 있습니다.

새로운 아침을 맞이하며
나의 마음은 감사로 가득합니다.


긍정의 마음으로 채색해보세요.

:


작업하면서 떠올랐던 생각들을 메모하세요.

_____

_____

_____

_____

_____

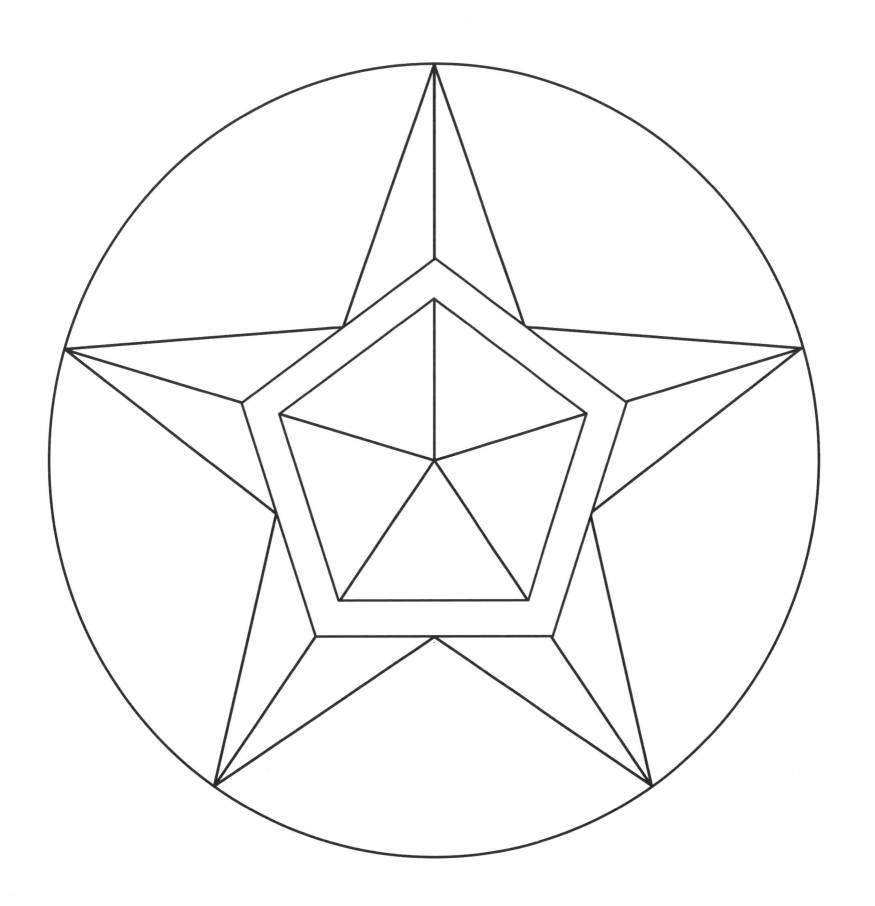

나의 속도로 살기
나를 더 알아가기
나를 더 사랑하기
용기내기!!

작업하면서 떠올랐던 생각들을 메모하세요.

_____

_____

_____

_____

_____

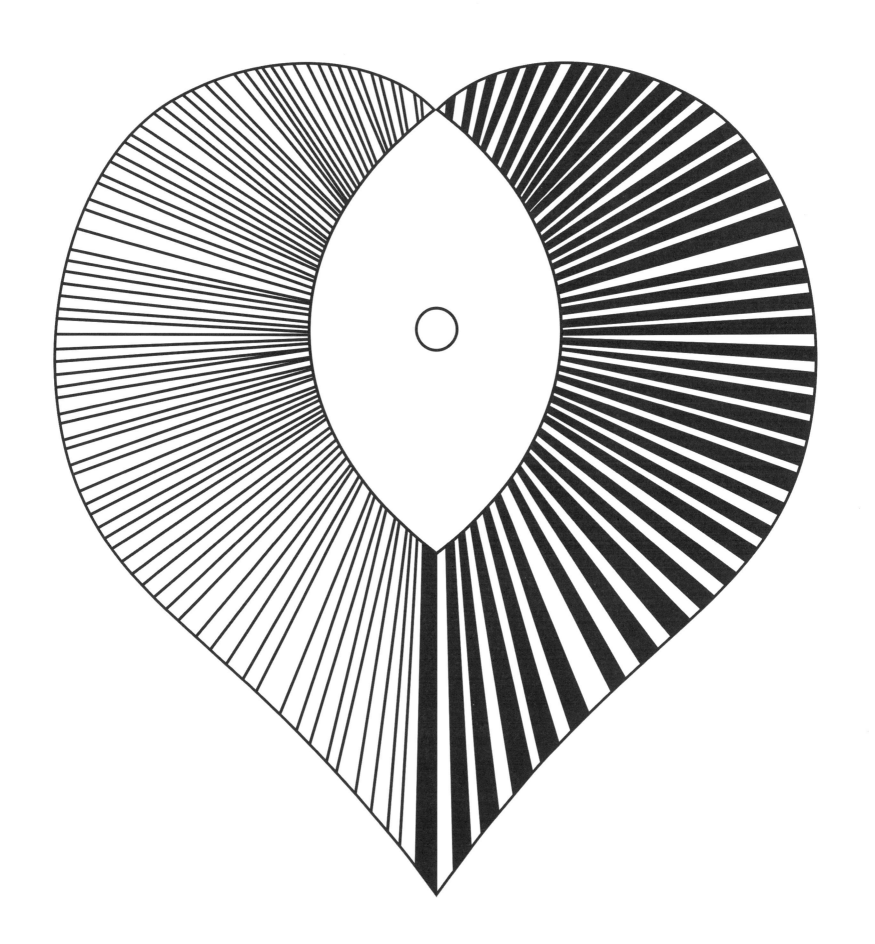

[선물]


너는 지나간 일들과 다가올 일들로 고민하고 있지?

그렇지만 그것들은 둘 다 중요하지 않아.

어제는 역사일 뿐이고 내일은 무슨 일이 일어날지 알 수 없지.

그러니 오늘은 선물이란다!


〈'디즈니 쿵푸팬더' 중에서〉

오늘 하루를 선물로 여기고
후회없이 최선을 다하며 행복합시다.

작업하면서 떠올랐던 생각들을 메모하세요.

_____

_____

_____

_____

_____

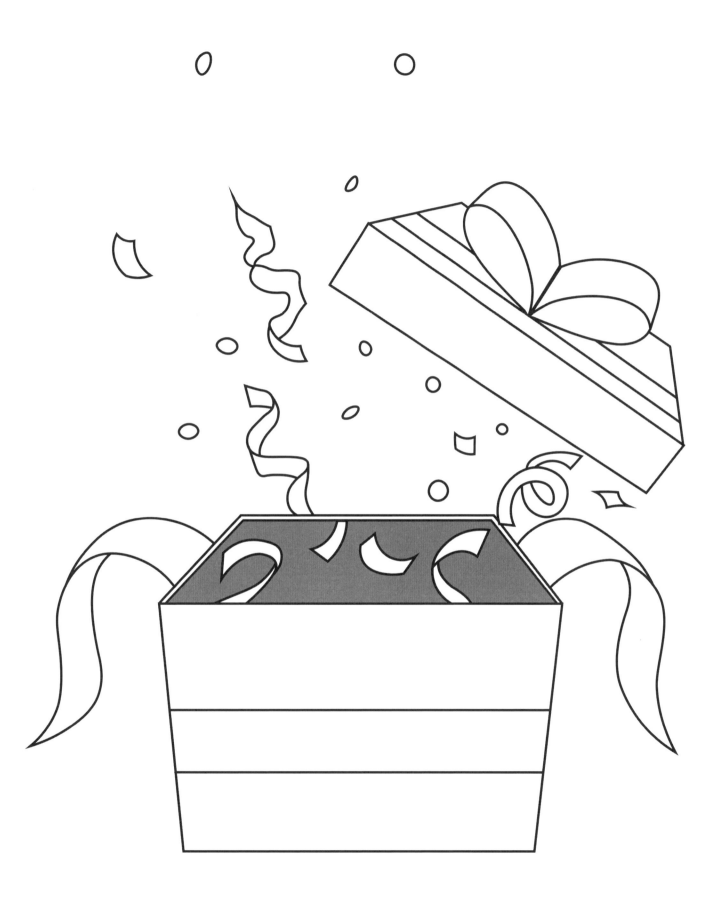

해보고 싶었던 것을 적어보세요.

그 중에서 지금 할 수 있는 것은 무엇일까요?


다 이루었을 때 느낌을 표현해보세요.

:


작업하면서 떠올랐던 생각들을 메모하세요.

_____

_____

_____

_____

_____

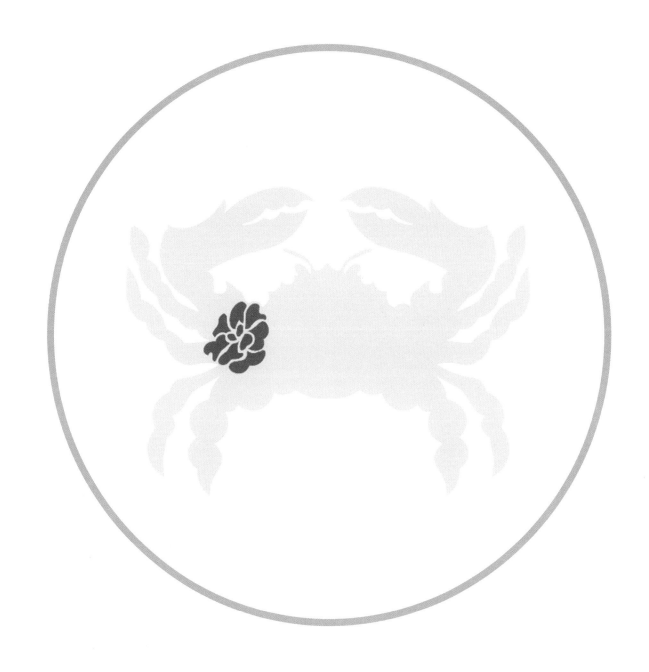

# 6. 치유

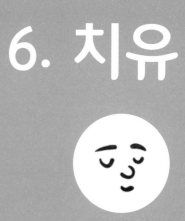

"빛과 휴식이 머무르게"

"난 항상 너와 함께야. 자, 함께 걸어가 볼까?"


〈마야 안젤루〉

사랑의 나무

자기를
최대한 존중하고, 아끼고 돌보아야
치유의 열매를 얻을 수 있답니다.

작업하면서 떠올랐던 생각들을 메모하세요.

_____

_____

_____

_____

_____

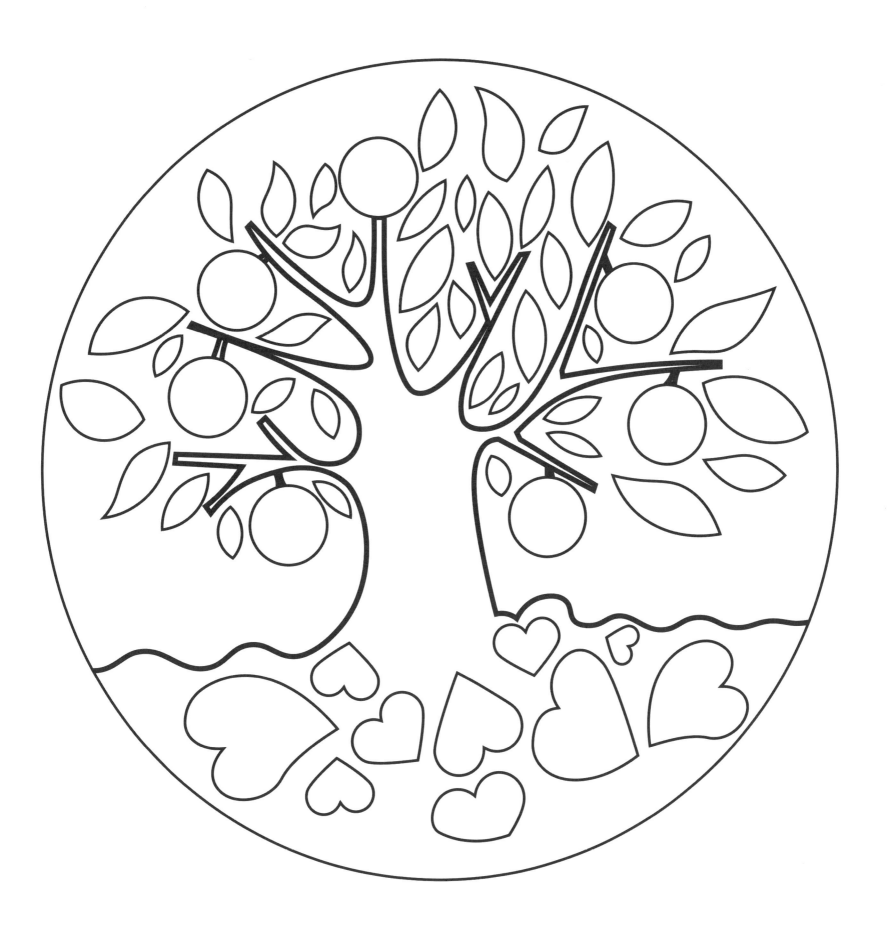

자기(Self)를 깊이
온전히 사랑하고 받아들일 때
아팠던 자리는 빛과 휴식으로 채워지고
나의 세포는 변화합니다.

작업하면서 떠올랐던 생각들을 메모하세요.

_____

_____

_____

_____

_____

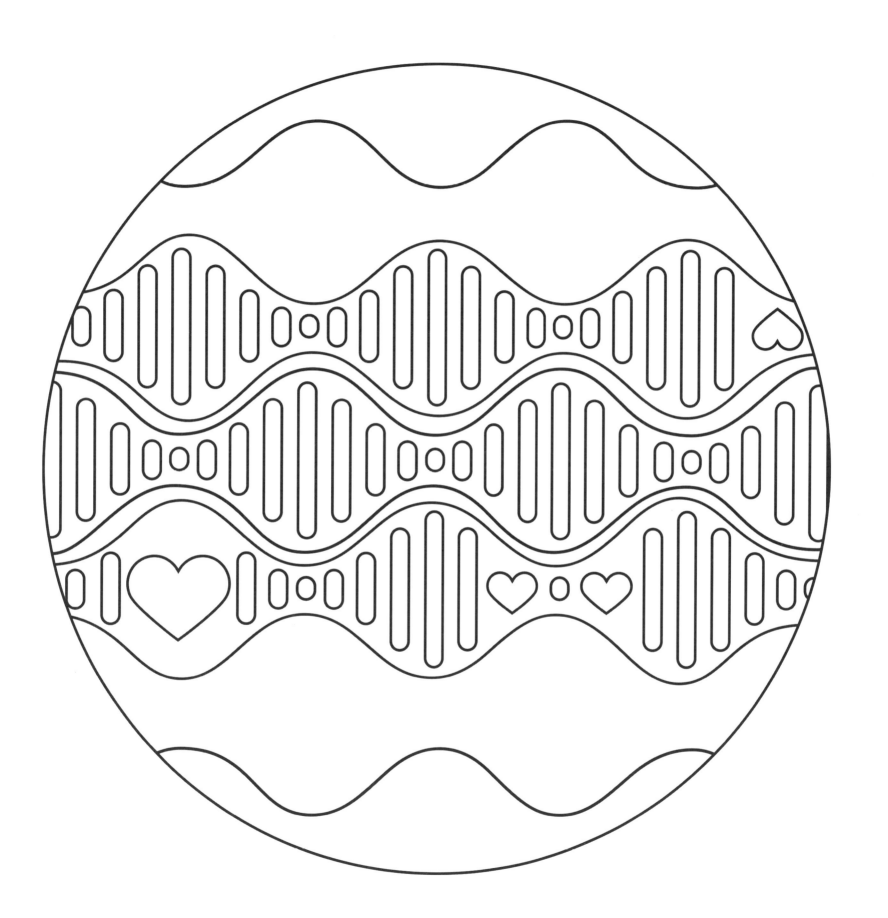

승자에게 주어지는 월계관은
고대부터 신성함, 기적의 나무, 승리, 영광, 고귀함을
상징합니다.

이제, 당신에게 주어진 월계관을 축복합니다.

작업하면서 떠올랐던 생각들을 메모하세요.

_____

_____

_____

_____

_____

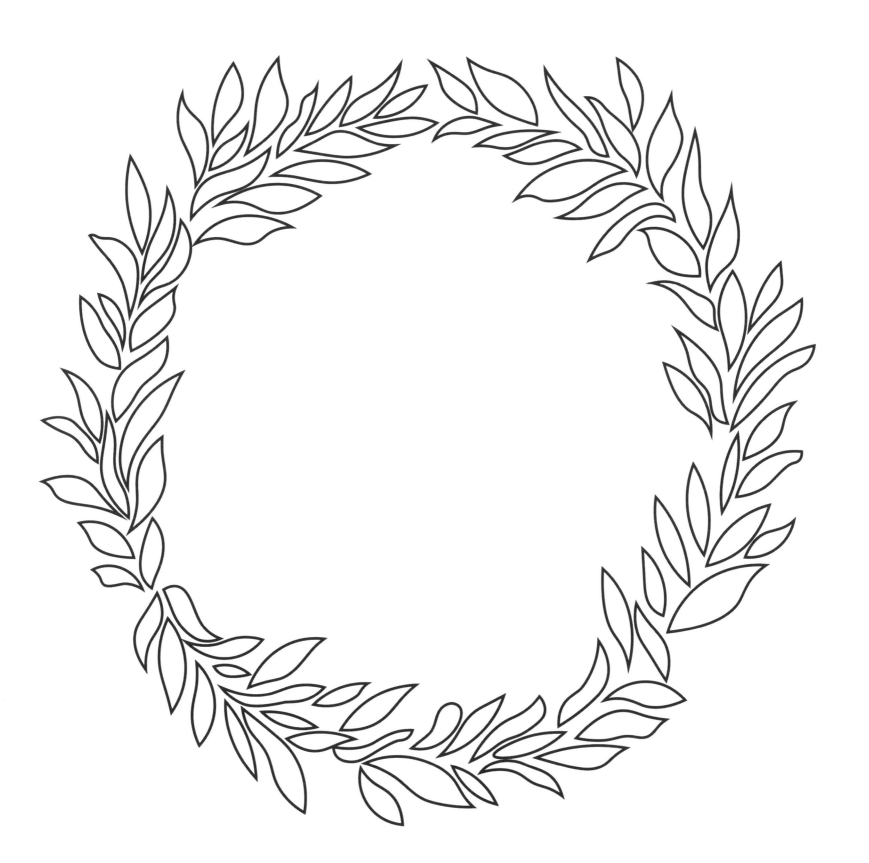

월계관을 받은 당신,

어떤 기분인가요?

어떤 말을 하고 싶나요?


기쁨, 환희, 벅참, 행복, 감사와 같은 느낌을 마음껏 표현해 보세요.

:


작업하면서 떠올랐던 생각들을 메모하세요.

# 특별한 자격증

성 명 :

위 사람 (                    )은(는)

암으로부터의 혹독한 아픔을 견디고 이겨내어 스스로를 지켰습니다.


여기까지 잘 견디어 왔음을 칭찬하고 격려하며 응원하기에 "특별한 자격증"을

수여합니다.

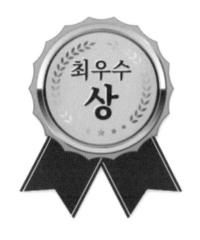

년        월        일

암과의 여정 드림self

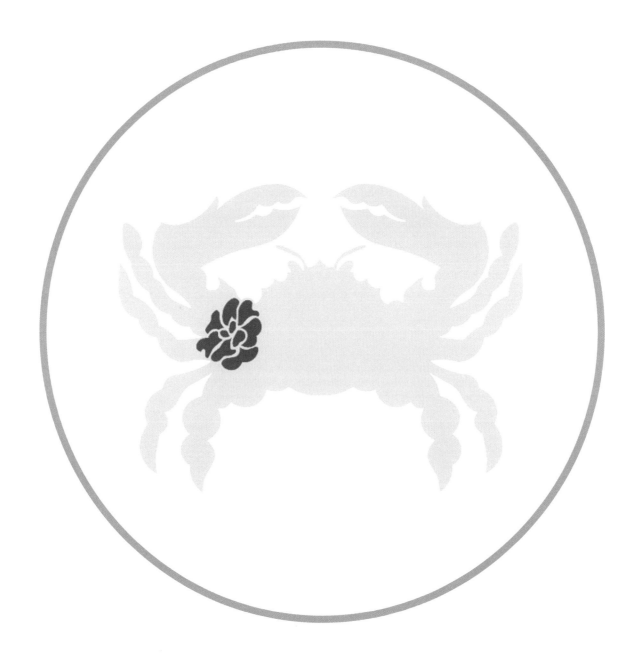

# 부록 A. 게(crab) 모양을 닮은 종양

옆의 그림이 익숙하신가요?

암(Cancer)은 게 모양을 닮았다고 합니다.

부정, 분노, 타협, 우울, 수용의 감정들을 마주해야 한다면, 딱딱하고 옆으로 걷는 나쁜 게의 모습보다는 예쁘고 상냥하게 표현하여 함께하고 싶었습니다.

여러분은 어떠신가요?

# 부록 B. 감상하기

아래는 자기(Self) 여행에서 표현된 만다라 작품입니다. 만다라 작업은 떠오르는 대로, 원하는 대로 작업하기를 권장하지만 간혹 막막한 상황에서는 타인의 작품을 참고하여도 좋습니다. 타인의 작품 감상은 의식 확장에 도움이 되며, 때론 위로가 되기도 합니다.

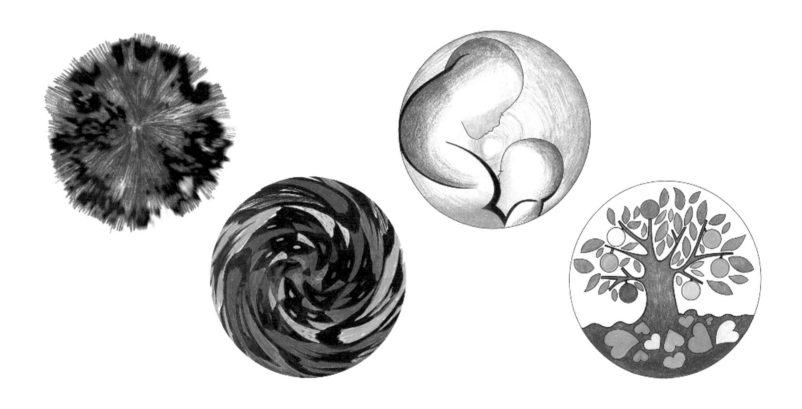

# 감사의 글

『자기(Self)2』(암과의 여정)에서 '자기(Self)'와 만나며 어떤 생각이 떠올랐나요?

본디 만다라 작업은 형, 선, 색이 주어지지 않은 빈 원으로 시작하는 것이 좋습니다.

그러나 심신의 에너지가 부족하거나 만다라 작업이 낯선 분들에게 불편함을 줄이고 마음의 안정을 찾아갈 수 있는 책으로 도움이 되고자 하였습니다.

만다라는 종교적인 도구가 아니며 누구나 사용할 수 있는 치유적 효과를 가진 예술치료 기법이므로 마음껏 표현하며 즐기는 시간이 되기를 기대합니다. 좀 더 꾸준한 작업을 원하신다면 전문가와의 만남을 추천합니다.

『자기(Self)2』(암과의 여정)으로 내면의 성찰과 건강회복으로 행복하시기를 마음 깊이 기원하며 함께해 주셔서 감사합니다.

'나'는 혼자이면서 혼자가 아닙니다!

'나'는 하나이면서 또 다른 '나'와 함께합니다!

'나'는 튼튼하고 건강한 하나입니다!

이 책을 만듦에 있어서 많은 도움을 주신 고희원 선생님께 깊은 감사를 드립니다.

# 더 읽기

이부영(2014), 정신건강 이야기

이근매(2017), 상징사전

송태현(2005), 이미지와 상징

김진숙(1998), 만다라를 통한 미술치료

정여주(2013), 만다라 미술치료

정여주(2000), 융의 분석심리학에 기초한 미술치료

국립암센터(2012), 암환자를 위한 스트레스 관리

아미북스(2020), 암밍아웃

마인드플리스(2021), Breathe

데이비드 해밀턴(2012), 마음이 몸을 치료한다

가와시마 아키라(2017), 의사는 암에 걸리면 어떤 치료를 할까?

린다 개스크(2020), 당신의 특별한 우울

아즈라 라자(2020), 퍼스트 셀

왕팡(2021), 하버드 스트레스 수업

데보라 킹(2016), 진실이 치유한다

샤논 팝피토 외(2019), 진행성 암 환자를 위한 의미중심 집단 정신치료

안드레아스 모리츠(2014), 암은 병이 아니다

에머로버츠(2014), 내가 비록 암에 걸렸지만

Daniel Dancer(2001), THE MANDARA BOOK

Susan Fincher(2004), Coloring Mandara

저자 김혜정

성균관대학교 사범대학 미술교육학 전공
차의과학대학교 미술치료대학원 임상미술치료학 석사
mandalakorea@gmail.com
저서: 『자기(self)』(첫 번째 여정 성인을 위한 만다라)(2020)

# 자기(Self) 2

발행일 | 초판 1쇄 2022년 6월 20일
지은이 | 김혜정
컴퓨터그래픽 | 박동현
펴낸이 | 김종만·고진숙
펴낸곳 | 안티쿠스
책임편집 | 김종만
북디자인 | 디노디자인
제작 진행 | 피오디북
CTP출력·인쇄 | 천일문화사
제본 | 영글문화
물류 | 문화유통북스
출판등록 | 제300-2010-58호(2010년 4월 21일)
주소 | 03020 서울시 종로구 자하문로 41길 6, 가동 102호
전화 | 02-379-8883
팩스 | 02-379-8874
이메일 | mbook2004@naver.com
값은 뒤표지에 있습니다.
이 책의 무단전재 및 복제를 금합니다.

ISBN 978-89-92801-48-5 13510

* 이 책의 저자 인세는 소아암 환우 여러분께 쓰입니다.